BEI GRIN MACHT SICH IHR
WISSEN BEZAHLT

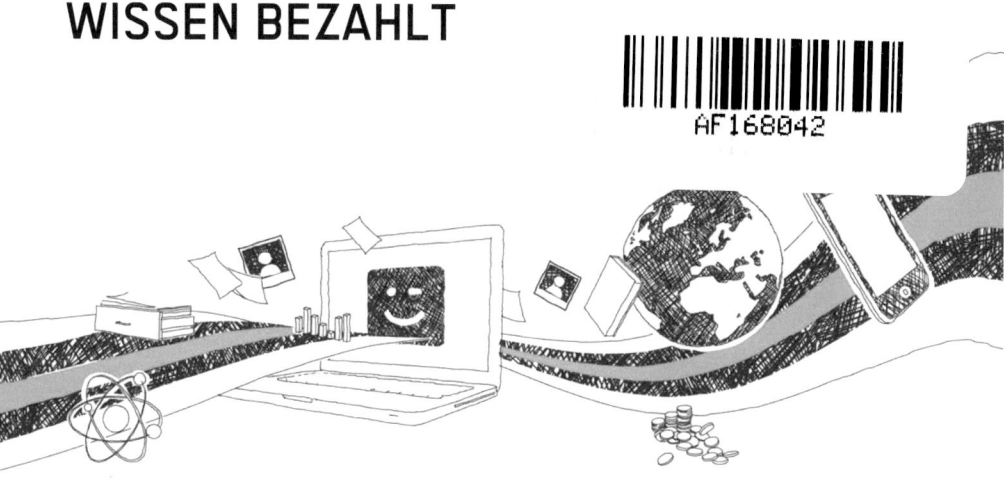

AF168042

- Wir veröffentlichen Ihre Hausarbeit,
  Bachelor- und Masterarbeit

- Ihr eigenes eBook und Buch -
  weltweit in allen wichtigen Shops

- Verdienen Sie an jedem Verkauf

Jetzt bei www.GRIN.com hochladen
und kostenlos publizieren

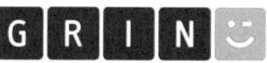

Bibliografische Information der Deutschen Nationalbibliothek:

Die Deutsche Bibliothek verzeichnet diese Publikation in der Deutschen National-bibliografie; detaillierte bibliografische Daten sind im Internet über http://dnb.d-nb.de/ abrufbar.

Impressum:

Copyright © 2015 GRIN Verlag
Druck und Bindung: Books on Demand GmbH, Norderstedt Germany
ISBN: 9783346010872

Dieses Buch bei GRIN:

https://www.grin.com/document/497121

Manuel Anhold

Aus der Reihe: e-fellows.net schüler-wissen

e-fellows.net (Hrsg.)

Band 2749

Facility-Management. Systemvarianten und Organisationsformen der Speisenversorgung im Krankenhaus

Eine Fallaufgabe

GRIN Verlag

Fallaufgabe

„FACILITY MANAGEMENT "

28.03.2015

Erstellt von

Dr. Manuel Anhold

Inhaltsverzeichnis

I   Abkürzungsverzeichnis

BRC	British Retail Consortium
C&C	Cook&Chill-Verfahren
C&F	Cook&Freeze -Verfahren
C&H	Cook&Hold-Verfahren
C&S	Cook&Serve-Verfahren
C&C+	Cook&Chill-Plus-Verfahren
CKM	Centrum für Krankenhaus-Management
DGE	Deutsche Gesellschaft für Ernährung e. V.
DIN	Deutsches Institut für Normung e.v.
HACCP	Hazard Analysis and Critical Control Points
IFS	International Food Standard
NABau	DIN-Normenausschuss Bauwesen

II   Abbildungsverzeichnis

III   Tabellenverzeichnis

1 Systemvarianten und Organisationsformen der Speisenversorgung

Die Speisenversorgung ist dem infrastrukturellen Gebäudemanagement zugeordnet [CESARZ, SERAPHIN, MEHLIS, 2011a, S. 64]. Zunächst sollen Systemvarianten und mögliche Organisationsformen vorgestellt werden.

1.1 Systemvarianten

Im Kontext der Speisenversorgung im Krankenhaus existieren derzeit literaturabhängig bis zu fünf Systemvarianten [vgl. CESARZ, SERAPHIN, BRINTZINGER, WAIDHAS, 2011, S. 35; vgl. KREUTZ, 2012], welche nachfolgend aufgeführt werden.

1.1.1 Frisch- und Mischküche, Cook&Serve (C&S)

Das System der Frisch- und Mischküche bzw. Cook&Serve (C&S, Kochen und Servieren) bezeichnet das Verfahren, frisch zubereitete Gerichte unmittelbar zum Verzehr auszuliefern. Entsprechend sind Produktion der Speisen sowie deren Ausgabe in direkter zeitlicher und räumlicher Abfolge. C&S findet oft Anwendung in Kombination mit der Nutzung von Convenience-Produkten, deren Einsatz Einfluss auf Personal- und Raumbedarf sowie die Küchenausstattung hat. C&S kann durch qualifiziertes Personal ein abwechslungsreiches und qualitativ hochwertiges Angebot bieten. C&S stellt mit einem Anteil von 60 – 80 % der Krankenhausküchen die dominierende systemvariante dar [vgl. VON EIFF, 2012, S. 3].

1.1.2 Kühlkostsystem, Cook&Chill (C&C)

Beim Kühlkostsystem bzw. Cook&Chill werden die Speisen unmittelbar nach der Herstellung auf einen Temperaturbereich von 0 – 3 °C heruntergekühlt. Danach ist eine gekühlte Lagerung für maximal drei (bis fünf) Tage möglich. Es erfolgt die Portionierung, Verteilung mittels Transport (in Relaisküchen) und Wiedererwärmung in Regeneratoren vor dem unmittelbaren Verzehr. Qualitativ sind diese Speisen vergleichbar zu einem dreistündigen Warmhalten. C&C-Systeme beinhalten hohe Investitionskosten und werden im Allgemeinen erst ab einem Volumen von 500 Speisenportionen täglich als lohnend angesehen. Der Vorteil liegt in der zeitlichen, thermischen und ggf. auch räumlichen Entkopplung. Es bestehen Limitationen hinsichtlich der verwendbaren Speisen gibt (z.B. Kurzbrat- und stärkehaltige Speisen). Beim Cook&Chill-Plus-Verfahren (C&C+) werden die gegarten Speisen fakultativ unter sauerstoffreicher oder sauerstoffarmer Atmosphäre gelagert. Hierunter lassen sich die Lagerzeit auf bis zu 21 Tag ausdehnen und die Lagertemperatur erhöhen (5 – 7 °C).

1.1.3 Tiefkühlsystem, Cook&Freeze (C&F)

Das Tiefkühlsystem bzw. C&F-Verfahren werden die Gerichte unmittelbar nach Zubereitung schockgefroren. Sie werden über mehrere Monate lagerungsfähig bei Temperaturen im Bereich -18 bis -40 °C. Ähnlich dem C&C-Verfahren besteht auch hier eine räumliche und zeitliche Entkopplung zwischen Koch- bzw. Herstellungs-prozess und Verzehr. Auftauen und Mikrowellenerhitzung erfolgen am Verteilort. I.d.R. handelt es sich um industriell hergestellte Produkte zur Tiefkühlverwendung. Für die Nutzung wird im Allgemeinen wenig Fachpersonal benötigt.

1.1.4 Warmverpflegung, Cook & Hold (C&H)

Die Warmverpflegung findet in Schulen, Senioren-, Rehabilitationseinrichtungen und Großkliniken mit mehreren Gebäudeteilen Anwendung. Die zeitliche und räumliche Entkopplung entsteht durch den Einsatz von Transportwagen, die Erhitzen der darin befindlichen Speisen oder deren Kühlung gewährleisten. Möglich ist die zentrale Vorportionierung der Menüs in der Zentralküche oder die Verteilung in dezentralen Verteilküchen. Dies hat Einfluss auf einzusetzendes Küchenpersonal, Vorhaltung von Geschirr und Küchenflächen. Das Bundesinstituts für Risikobewertung hat durch Überarbeitung der DIN 10506 Gemeinschaftsverpflegung die 65 °C-Marke als Warnwert, 60 °C als Grenzwert definiert.

1.1.5 Sous-Vide-Verfahren

Das Sous-Side-Verfahren wurde in der Gastronomie entwickelt. Die fertiggestellten Speisen werden in Polyethylenbeuteln abgefüllt, vakuumiert und verschweißt. Nach Garen bei 70 – 80 °C und Kühlung entsteht eine Haltbarkeit von bis zu drei Wochen.

1.2 Organisationsformen

Gemäß der Fallschilderung werden hinsichtlich der Organisationsformen für die Speisenversorgung der Klinik S. die folgenden prinzipiellen Überlegungen angestellt: Vollständiges Outsourcen, partielles Auslagern sowie der Erhalt der Speisenversorgung im Sinne einer eigenen Kochküche [vgl. WILDEBRAND, 2010, S. 5]. Die Organisationsformen sollen nun anhand der Darstellung bei CESARZ et al. [CESARZ, SERAPHIN, BRINTZINGER, WAIDHAS, 2011, S. 10-12] erfolgen:

1.2.1 Profitcenter-Konzeption

Bei der Profitcenter-Konzeption wird der spezifische Funktionsbereich der Speisen-versorgung in eine wirtschaftlich eigenständige Organisationseinheit ausgegliedert, ohne jedoch eine rechtlich neue Einheit zu bilden. Das Profitcenter steht mit seinen internen Verrechnungspreisen in Konkurrenz zu externen Anbietern. Ziel ist es aufgrund des Profitcenters Kostentransparenz und unternehmerische Aspekte in die Speisenversorgung Einzug halten zu lassen. Vorzüge liegen in der potenziellen Effizienzsteigerung und leichten Umsetzbarkeit, Einsparungen in den Personalkosten lassen sich nur eher langfristig erreichen.

1.2.2 Kooperation

Bei der Kooperation geht es um die freiwillige Zusammenarbeit zur Erreichung gemeinsam geplanter Ziele wirtschaftlich selbstständiger Organisationen. Kooperation kann, bezogen auf das Fallbeispiel, durch Zusammenschluss mit anderen Kliniken oder weiteren Senioreneinrichtungen zur gemeinsamen Speisenversorgung zustande kommen. Die Vorteile liegen in der Fixkostenreduktion und besseren Marktposition bei Zulieferern (Größenverbundeffekt). Nachteile ergeben sich aus etwaig konträren Interessen der Kooperationspartner und bestehender Konkurrenz.

1.2.3 Tochtergesellschaft

In dieser Organisationsform bildet die Speisenversorgung eine eigenständige recht-liche Einheit, z.B. als Gesellschaft mit beschränkter Haftung. Es können steuerliche und tarifliche Vorzüge genutzt werden. Mitarbeiterstamm und deren Wissen werden erhalten bzw. übernommen. Die Nachteile liegen durchaus in der Übernahme von Strukturen vor Bildung der Gesellschaft, der mangelnden Abgrenzung der Tochtergesellschaft in rechtlichen, wirtschaftlichen und bilanziellen Fragen. Zudem wird Kapitalabfluss in die Tochter-gesellschaft notwendig.

1.2.4 Gemeinsame Service-Gesellschaft

In der Organisationsform Service-Gesellschaft wird zwischen dem Krankenhaus und einem Partner der Speisenversorgung eine eigene Gesellschaft begründet. Zur Nutzung der umsatzsteuerlichen Organschaft sollte die Klinik die Beteiligungsmehrheit haben. Die Vorzüge liegen in der Verfügbarkeit von Expertenwissen, der Teilhabe der Organisation bei der Unternehmensführung, Wegfall der Mehrwertsteuer und Erhalt von Mitarbeiterwissen in der Service-Gesellschaft. Wie bei der Tochtergesellschaft findet allerdings Kapitalabfluss hin zur Service-Gesellschaft statt.

1.2.5 Externes Outsourcing

Unter klassischem Outsourcing wird das Übertragen der Speisenversorgung an einen rechtlich selbstständigen Dienstleister verstanden. Im benannten Fall der Klinik S. würde die Küchen- bzw. Speisenversorgung inklusive der technischen Infrastruktur langfristig an eine externe Firma (Caterer) übergehen. Aus Sicht der Klinik ergeben sich Vorteile durch eine starke Verhandlungsposition, fehlendem Kapital-einsatz, Reduktion von eigenem Personal und die Nutzung von vorhandenem Spezialwissen beim Caterer. Nachteile liegen in der fehlenden Einflussnahme auf die Unternehmenspolitik durch den Caterer, dessen Intransparenz, Probleme bei insuffizienten Verträgen (nicht erfasste Leistungen) sowie Abnutzungserscheinungen bei langer Vertragslaufzeit.

2 Kriterienkatalog zur Bewertung der Speisenversorgungsmöglichkeiten

Nachfolgend soll ein qualifizierter Kriterienkatalog zur Bewertung der Möglichkeiten der Speisenversorgung aufgezeigt werden. Es werden die Gesichtspunkte Ablauforganisation, Qualität und Ökonomie betrachtet, danach erfolgt eine Gewichtung. Aspekte wurden insbesondere der Checkliste des Centrum für Krankenhaus-Management (CKM-Checkliste) zur Beurteilung einer Speisenversorgung entnommen [vgl. VON EIFF, 2012, S. 11].

2.1 Kriterienkatalog Ablauforganisation

Gemäß DIN 13.080 gehören zur Speisenversorgung die folgenden Aspekte: Vorbereitung, Kochküche, Diätküche, kalte Küche, Portionierung, Lager, Kühlraum, Wagenabstellraum, Raum für Küchenabfälle, Zentrale Geschirrspüle, Topfspüle, wagenwaschplatz, Annahme und Ausgabe, Speiseraum für das Küchenpersonal sowie Diensträume für Küchenleitung und Diätassistenz [DIN-NORMENAUSSCHUSS BAUWESEN, NABAU, 2003; CESARZ, M.; SERAPHIN, M.; BRINTZINGER, C.; WAIDHAS, K., 2011, S. 25] Im Kontext der Ablauforganisation ist es von Relevanz insbesondere zwischen Speisen der Kochküche und der Diätküche zu differenzieren. Relevantes Kriterium ist hierbei der mengen- und wertmäßige Anteil von Sonderkostformen bezogen auf das gesamte Speisenvolumen. Hierbei ist die sogenannte Portion Controlled Production für Sonderkostformen im Sinne von Standardisierung und grammgenau kalibrierten Personenmenüs unter Beachtung ernährungsphysiologischer diätischer Vorgaben zu verstehen. Zusätzlich sind regelmäßige Bedarfe für spezifische Versorgungsgruppen zu erfüllen. Zu diesen zählt unter anderem die Berücksichtigung von Vegetariern, Lebensmittelunverträglichkeiten, Schluckstörungskost, Sondenkost. intensivmedizinische Bedarfe, Bedarfe für Diabetiker und postoperative Patienten. Weiterhin spielt die Flexibilität in Bezug auf die ungeplanten Speisenabrufe aufgrund ungeplanter Patientenzugänge (Zugangsessen) eine Rolle. Somit ist auch die Frage nach deren Anzahl ein relevantes Kriterium, ebenso die Geschwindigkeit, mit der flexible Speisenlösungen erbringbar sind. In der Ablauforganisation spielen die zurückzulegenden Wege zwischen Anlieferungsbereich, Lagerräumen, Zentralküche sowie Stations- bzw. Relaisküchen eine große Rolle, da hiervon zeitliche und personelle Ressourcen abhängen. Das gleiche gilt für die Wege von Geschirr, Wärmebehältern und Abfallwegen.

Abhängig von der gewählten Ablauforganisation bezogen auf Produktions-, Logistik- und Regenerationsform variieren die Möglichkeiten der Warmhaltung und des notwendigen Personals. In diesem Kontext ist bezogen auf die Abläufe wichtig, durch wen Serviceleistungen wie die Essensverteilung auf Station oder die Abfrage von Speisenwünschen erfolgt (Pflegekräfte versus Service-Hilfskräfte).

Bei den Abläufen spielt zusätzlich die Einhaltung der Speisenzeiten zur Wahrung der Abläufe der Kernprozesse im Krankenhaus und der Pflegeeinrichtung eine große Rolle. Bei der Verpflegung spielt die Interaktion bzw. Schnittstellenaspekte zu den anderen Berufsgruppen und deren Prozessen eine große Rolle. Hier sind jeweils individuelle Absprachen mit Ärzten und Pflegekräften (spezifische Diäten, Ernährungsein-schränkungen, Aufnahme- /Entlassung), diagnostisch-therapeutischen Prozessen (Essenszeiten, Transportzeiten für Speisen), Schlucktherapeuten und Ernährungs-therapeuten sowie generelle logistische Abläufe zur optimierten Nutzen von Transport-wegen und Aufzügen (Patiententransporte, Apothekentransport etc.) festzulegen. Hiervon sind zum Beispiel die Nutzung von Aufzügen, Fluren, Termine für Untersuchungen etc. abhängig.

2.2 Kriterienkatalog Qualität

Gemäß der Falldarstellung findet die Verpflegung insbesondere für die Patienten der Klinik sowie für die Bewohner der benachbarten Senioreneinrichtung statt. Zusätzlich erfolgt Personalverpflegung und Verköstigung von Besuchern. Für die Patienten des Krankenhauses sind vielfältige Anforderungen an die Verpflegung zu stellen, die mit Lebensqualität und Genesungsprozess interferieren. Insofern sind als Herausforderung ernährungsphysiologische Qualität, sensorische Qualität (Geschmack, Geruch, Wärme, Optik etc.), Gestaltung des Speiseraums sowie Kompetenz des Service-personals zu betrachten. Hinzu treten hygienische Bedarfe. Der Essensqualität kommt aus Sicht von Patienten und Bewohnern von Senioreneinrichtungen im Zusammen-hang mit dem Behandlungserfolg eine hohe Bedeutung zu [vgl. VON EIFF, 2013, S. 104-108]. In den stationären Pflegeeinrichtungen existiert die spezifische Verpflichtung zur Implementierung eines Qualitätsmanagementsystems im Kontext des Pflegeweiterent-wicklungsgesetzes, das auch die Verpflegung explizit umfasst. In den in Kliniken gemäß dem Sozialgesetzbuch V zu etablierenden internen Qualitätsmanagement-systemen wird die Verpflegung nicht verpflichtend benannt. An möglichen Qualitäts-richtlinien sind die folgenden zu beachten: Expertenstandard Ernährungsmanagement zur Sicherung und Förderung der oralen Ernährung in der Pflege, Hygienekonzept nach den Grundsätzen der Verordnung (EG) 852/2004 über Lebensmittelhygiene und die Qualitätsstandards der Deutschen Gesellschaft für Ernährung e.V. [vgl. DGE, 2014; vgl.

VON EIFF, 2013, S. 113, 118]. Zusätzliche Anforderungen können dem International Food Standard (IFS), den Hazard Analysis and Critical Control Points (HACCP) und der British Retail Consortium (BRC)-Zertifizierung während des Herstellungs- und Verteilungsprozess entnommen werden [vgl. VON EIFF, 2012, S. 11].

Bei den aus dem Jahr 2011 stammenden DGE-Qualitätsrichtlinien wurde durch Experten aus den Bereichen Gemeinschaftsverpflegung, Diätetik, Medizin, Oecotrophologie, Hauswirtschaft, Catering, Verpflegungsmanagement und Klinik-verwaltung Kriterien zur praxisbezogenen und zeitgleich wissenschaftlich fundierten Speisenversorgung gemacht. Es geht hierbei unter anderem um die Nahrungs-zusammenstellung einschließlich der Auswahl von Mikro- und Makronährstoffen Verwendung von Getreide- und Kartoffelprodukte, Gemüse und Salat, Milchprodukte, Fleisch- und Wurstwaren anzubieten, Energieanteile, Ballaststoffverwendung sowie Spurenelemente und Vitamine. Neben Kriterien für die Qualitätsbereiche Lebensmittel, Speisenplanung & -herstellung sowie Lebenswelt (Essenzeiten, Ambiente, Service) stellt das Qualifikationsniveau der Mitarbeiter in der unmittelbaren und mittelbaren Speisenversorgung ein weiteres Kriterium der Qualität dar. Bei der gemäß EU-Lebensmittelhygieneverordnung vorgesehenen Einrichtung eines multiprofessionellen HACCP-Systems [vgl. VON EIFF, 2013, S. 135-136] geht es insbesondere um die Überprüfung der Prozesse auf mögliche Risiken z.B. bezogen auf die Kontinuität von Kühlketten und Warmhaltung. Spezifische Qualitätsmerkmale können die Serviertemperatur und deren Überprüfung sein. Zudem können Beschwerde-frequenzen und –inhalte, Feedbacks von Patienten, Mitarbeitern, Gästen und Pflegeheimbewohnern aufschlussreich sein. Außerdem ist die Inanspruchnahme der Betriebsverpflegung ein mögliches Kriterium für die Qualität der Speisenversorgung.

Vor dem Hintergrund der zunehmend altersmedizinischen Patienten in Kliniken sowie der Speisenversorgung im Seniorenheim kommt der Detektion und spezifischen Versorgung von Mangelernährung eine hohe Bedeutung zu, dessen spezifisches Management ein zusätzliches Qualitätsmerkmal darstellen kann [vgl. VON EIFF, 2013, S. 119-120].

2.3 Kriterienkatalog Ökonomie

Bei der ökonomischen Betrachtung der Verpflegung sind insbesondere die Kosten zu betrachten. Bei den Kostenarten sind Personalkosten (Fachkräfte – Koch, Diätkoch, Hilfskräfte, Servicekräfte), Sachkosten (Lebensmittel, Wirtschaftsbedarf, Verwaltungs-bedarf, Instandhaltung, Abschreibungen und Steuern) sowie Fremdleistungen (Transport, Energie, Wasser, Honorare, Wäscherei/Reinigung) zu berücksichtigen [vgl. VON EIFF, 2013, S. 202]. An relevanten ökonomischen Kennzahlen sind die folgenden

zu nennen [vgl. VON EIFF, 2013, S. 213ff]: Gliederungszahlen (Anzahl Beköstigungs-
tage, Anzahl der Mitarbeiter in der Speisenherstellung, Sonderkostquote), Beziehungs-
zahlen (Qualität pro Kosten, Speisenvielfalt pro Budget, Convenience-Quote) sowie
Indexzahlen (prozentuales Wachstum Mitarbeiteressen, Steigerung der
Essensbewertungen). Die besonders bedeutsamen Beköstigungstage entsprechen
Vollverpflegungstagen für Patienten, Mitarbeitern und Gästen. Weiterhin sind
Wareneinsatz je Beköstigungstag und Beköstigungstage je Vollzeitkraft relevante
Größen. Als weiteres Kriterium ist die Übereinstimmung von Verpflegungsbudget und
tatsächlichen Kosten (Vollkosten-betrachtung), die notwendige Lagerhaltung (Energie-,
Raumkosten), relevant [vgl. VON EIFF, 2013, S. 193ff].

Mit Hinblick auf die ökonomischen Aspekte stellen Abschreibungen von verdorbenen
Rohware und nicht verzehrten, aber produzierten Speisen wichtig Kenngrößen dar,
ebenso das Gesamtaufkommen an Abfällen und deren Entsorgungsosten. Zudem spielt
als Kostenfaktor der Personaleinsatz an Wochenenden und Feiertagen eine Rolle. Beim
Einkauf sind Kosten für Rohstoffe/-produkte, Convenience- und Halbfertigprodukte,
Tiefkühlwaren und Getränke differenziert zu betrachten, ins-besondere spielen mögliche
Rabatte eine Rolle. Die vorgehaltene Flexibilität und der Sonderkostanteil stellen eine
wirtschaftliche Herausforderung dar, ebenso der Personaleinsatz. Auf der
Einnahmenseite stehen mögliche Erlöse durch Mitarbeiter- und Gästeverkauf. Der
Investitionsumfang in neue Küchenräume und fortlaufende Kosten sowie Steuern und
Provisionskosten besonders bedeutsam [vgl. VON EIFF, 2012, S. 11]. Bei den Kosten
sind auf der Grundlage von räumlichen Flächen Energiekosten (Strom, Licht, Wasser,
Gas), Kosten für Sozialräume (abhängig von Personaleinsatz), Kosten für Geräte
(Anschaffung / Abschreibung, Wartung / Instandhaltung, Ausfallzeiten) zu
berücksichtigen. Beim Personaleinsatz muss beachtet werden, inwiefern Fachkräfte
(Köche, Diätköche) und Hilfskräfte zum Einsatz kommen. Nicht zuletzt sollte der
Marketing-Effekt einer qualitativ hochwertigen und von Patienten, Mitarbeitern, Gästen
und den versorgten Senioren nicht unterschätzt werden, da dieser die erlebte Qualität
der Klinik relevant beeinflusst [vgl. VON EIFF, 2012, S. 3], auch wenn sie nicht dem
Kerngeschäft zugeordnet ist.

2.4 Bewertung und Gewichtung

Im Kontext des zu betrachtenden Krankenhauses S. und der mitversorgten
Seniorenresidenz stellt die Speisenversorgung bezogen auf Überlegungen zu
Systemvarianten und Organisationsform einen relevanten Gesamtprozess dar.
Entsprechend der Philosophie des Krankenhauses stehen Gesundheit und
Patientenzufriedenheit im Zentrum der Betrachtungsweise. Dennoch sollen in den Nicht-

Kernbereichen Kosten gedämpft werden [vgl. WILDEBRAND, 2010, S. 6]. Insofern ist es von Bedeutung die drei zentralen Kriterien Qualität, Wirtschaftlichkeit und die Abläufe gemeinsam zu betrachten. Da die Speisenversorgung aus gesundheits-bezogener Sicht und aus qualitativen Gesichtspunkten heraus einen wichtigen Prozess darstellt, sollte in einer Empfehlung diesen beiden Aspekten der Vorzug gegeben werden. Insbesondere die Einhaltung von hygienischen Vorgaben muss streng erfolgen und darf nicht zu Kompromissen Anlass geben. Nichtsdestotrotz sollte durch geschickte Steuerung der Abläufe und Einsatz geeigneter Verfahren die Wirtschaft-lichkeit durch optimierten Personaleinsatz, günstige Raumausnutzung und niedrige Energiekosten erfolgen.

3 Erarbeitung einer Empfehlung zur Speisenversorgung

Die Speisenversorgung gilt als besonders ergiebiger Rationalisierungsbereich, bei denen sich mittleren und großen Krankenhäusern unterschiedliche Optionen bieten [vgl. VON EIFF, 2012, S. 10].

3.1 Empfehlung Systemvariante

Die weitere Vorhaltung einer krankenhauseigenen C&S-Küche gilt in Bezug auf Investions- und Kostenintensität als ungünstige Variante. Speisenvielfalt, Angebots-flexibilität und Einhaltung von Hygienestandards sind durch andere Systemvarianten besser zu erzielen. Insbesondere das Cook&Freeze-Verfahren gilt als besonders wirtschaftlich, hygienisch und flexibel. Die Raumnutzung kann durch einen um bis zu 40 Prozent niedrigeren Bedarf an Küchenflächen (weniger Lager, Produktionsfläche und Sozialräume) besonders günstig gestaltet werden. Technik und Gebäudebedarfe einschließlich Folgekosten (Energie und Wartung) sind vergleichs-weise geringer. Auch der Personalbedarf ist um 25 Prozent niedriger bei etwa 1000 Beköstigungstagen je 1 Vollzeitkraft (C&S: 400-500 Beköstigungstage ja 1 Vollzeitkraft) [vgl. VON EIFF, 2012, S. 8]. Vor diesem Hintergrund wird C&F als Systemvariante empfohlen.

3.2 Empfehlung der Organisationsform

Im Fall des Krankenhauses S. geht es um eine sektorenübergreifende Speisenversorgung im Krankenaus und in einer Senioreneinrichtung. Aufgrund des Umfangs der Speisenversorgung und zahlreicher weiterer zu betrachtender Prozesse des Facility-Managements wird die Bildung einer Service-Gesellschaft zwischen Krankenhaus S. und einem spezialisierten Service-Partner im Sinne eines gemischten Outsourcings empfohlen [CESARZ, SERAPHIN, BRINTZINGER, WAIDHAS, 2011, S. 10-11]. In dieser neuen Gesellschaft (z.B. als GmbH) kann insbesondere die Speisenversorgung neu etabliert werden. Auch können andere Dienstleistungsbereiche des infrastrukturellen Gebäudemanagements (Wäscherei, Reinigung, Sicherheit etc.) integriert werden. Die Vorzüge liegen in der deutlichen Kostenreduktion im Personalbereich, der Hinzunahme von zusätzlichem Expertenwissen des Service-Partners, weiterer Teilhabe an Entscheidungen in der neuen Service-Organisation sowie steuerliche Vergünstigungen. Es sind hierbei insbesondere Regelungen zum Betriebsübergang, vergaberechtliche Vorschriften sowie kommunale Ordnungen und Prüfrechte zu beachten [vgl. RICHTER & PFEIFFER, 2011, S. 6].

4 Beschreibung der Ablauforganisation

Bei der Ablauforganisation sind die insgesamt 13 Prozessschritte im Sinne eines Kreislaufs der Speisenlogistik zu beachten [vgl. von Eiff, 2013, S. 177], die nachfolgend beschrieben werden. Wareneingang, -annahme und –kontrolle (1) erfolgt zentral im Kellergeschoss im dafür vorgesehenen Bereich durch verantwortliche Mitarbeiter der Zentralküche zu festgelegten Zeitpunkten. Die (Zwischen-) Lagerung (2) erfolgt in unmittelbarer Nähe zur Zentralküche differenziert nach Warengruppen. Bestellvorgänge den vorgesehenen Speisenplänen und Lagerkapazitäten angepasst. Lagerwaren einschließlich Vorprodukte werden regelmäßigen Sicht-, Hygiene- und Qualitätskontrollen (3) durch geschultes Personal der Zentralküche unterzogen. Die Zubereitung (4) von frischen Gerichten erfolgt in der Zentralküche, während C&F-Produkte vorportioniert durch Transporteure den einzelnen Stationen in Transportwagen zu festgelegten Transportzeiten und über vorbestimmte -wege zunächst im Kellergeschoss, dann über Lastenaufzüge den jeweiligen Stockwerken zugeht. Die Belieferung des Seniorenheims erfolgt durch Beladen eines Lastkraftwagens in der zentralen Warenanlieferung und Fahrt zum Seniorenheim, in dem sämtliches Geschirr, Wagen und Speisereste auf gleichem Weg zurückgenommen wird. Weitere Zwischenlagerung der Speisen (5) erfolgt auf den Stationen des Krankenhauses, des Seniorenheims bzw. der Personalkantine. Für C&F-Produkte erfolgt die Portionierung (6) sowie Kennzeichnung und Freigabe (7) bereits in der Hauptküche. Für die Gerichte der Personalkantine wird die Portionierung in dort eigener Küche vorgenommen. Weitere (Zwischen-) Lagerung (8) ist in Stationsküchen und Personalkantine möglich. Die Warenlieferung und Bereitstellung (9) ist an die vorhergehende Bestellung bei Vertragspartnern auf der Grundlage von Speisenplänen gebunden. Die Speisenverteilung (10) an die Zielorte ist an die zeitnah eingeholten Bestellungen von Patienten auf den Krankenstationen unter Berücksichtigung von Diäten gebunden. Hier kann elektronische Erfassung durch Hilfskräfte erfolgen, zudem können kurzfristige Speisenwünsche in der Hauptküche nachbearbeitet werden. Der Speisenverzehr (11) kann individuell in Patientenzimmern und in stationseigenen Aufenthaltsräumen erfolgen. Die Regeneration der Speisen erfolgt durch Servicekräfte auf den Stationen zu jeweils festgelegten und pro Station leicht zeitversetzten Zeiten. Die Resteentsorgung, Sortierung und Rückführung von Geschirr und Transportbehältern (12) wird ebenfalls durch Servicekräfte vorgenommen. Nach Rückführung wird das Spülen bzw. die Reinigung von Geschirr und Transportbehältern in der zentralen Spüleinheit in der zentralen Küche vorgenommen. Bei der Ablauforganisation ist ein hinreichender Informationsfluss für Bestellungen und Abbestellungen zu gewährleisten, der mehrheitlich EDV-gestützt erfolgen kann. Diätgerichte werden durch Diätköche hergestellt. Im gesamten Ablauf sind Unterbrechungen von Kühlketten und lange Standzeiten erwärmter Speisen zu vermeiden. Wichtig im Ablauf ist die Vorhaltung von Regeneratoren auf den Stationen und eine zeitlich abgestufte Versorgung der einzelnen Stationen nach einem festen Plan.

5   Logistische Kernprozesse der gewählten Speisenversorgung

Die relevanten Subprozesse des Hauptprozesses Speisenversorgung sind Essen- und Mahlzeitenplanung, Auswahl und Bestellung Vorprodukte, Mahlzeitenkomponenten Zubereitung, Portionierung Mahlzeiten, Transport und Lagerung Mahlzeiten, Ausgabe und Verzehr der Mahlzeiten sowie Reinigung bzw. Entsorgung von Geschirr und Resten [vgl. VON EIFF, 2013, S. 183]. Die Mahlzeitenplanung erfordert die Daten-beschaffung und Eingabe auf den Stationen über geeignete mobile Eingabegeräte von Servicekräften, die zentral in den Büroräumen der Küche (Keller) gesammelt und ausgewertet werden. Die Zubereitung von Speisen bzw. die Bereitstellung von C&F-Speisen erfolgt unter Leitung von Küchenleiter bzw. Diätköchen durch das Team der Zentralküche [vgl. WILDEBRAND, 2010, S. 9, A.1]. Der Wareneingang erfolgt ebenfalls über die zentrale Warenannahme des Kellergeschosses (Wirtschaftshof), die Lagerhaltung in den Lagerräumen im unmittelbaren Umfeld der Zentralküche. Die logistischen Wege sind somit zunächst nur im Kellergeschoss ohne Überwindung von Aufzügen und ohne Besucherkontakt möglich. Bei der Warenannahme sollten Küchenmitarbeiter involviert sein, der Warentransport kann durch spezielle Transport-dienstmitarbeiter erfolgen, ebenso für die spätere Verteilung von Speisen in Transport-wagen und die Geschirrrücknahme. Um Transportkapazitäten optimal auszunutzen, sollten Warenannahmen und Übergaben reibungsfreien und nach Möglichkeit zu plan-baren Zeiten erfolgen. Die Zubereitung bzw. Zusammenstellung der Mahlzeiten und Arrangements auf Essenstabletts erfolgt in der Zentralküche an Arbeitsbändern unter Leitung von Köchen bzw. Diätköchen. Die Ausgabe der ab Zentralküche zur Verteilung bereitgestellten Speisen wird auf einer Seite der Küche ausgegeben und durch Transporteure gemäß Kennzeichnung über Kellergeschoss und Aufzüge zu den Stationen gebracht. Das Seniorenheim wird gesondert mit einem Kleintransporter beliefert. Die Rücknahme von Resten und zu reinigenden Materialien erfolgt in der Spülküche über geeigneten Rücknahmebereich.

III   Literaturverzeichnis

CESARZ, M.; SERAPHIN, M.; BRINTZINGER, C.; WAIDHAS, K. (2011): *Human Ressources und infrastrukturelles Facility-Management*. FACIH03. Studienheft der APOLLON Hochschule der Gesundheitswirtschaft. Bremen.

CESARZ, M.; SERAPHIN, M.; MEHLIS, J. (2011a): *Facilities und Grundlagen des Facility-Managements im Gesundheitswesen*. FACIH01. Studienheft der APOLLON Hochschule der Gesundheitswirtschaft. Bremen.

CESARZ, M.; SERAPHIN, M.; MEHLIS, J. (2011b): *Rahmenbedingungen für Facility-Management*. FACIH02. Studienheft der APOLLON Hochschule der Gesundheitswirtschaft. Bremen.

DEUTSCHE GESELLSCHAFT FÜR ERNÄHRUNG E.V., DGE (2014): *DGE-Qualitätsstandard für die Verpflegung in Krankenhäusern*. 2. Auflage. http://www.station-ernaehrung.de/fileadmin/user_upload/Bilder/Medien/DGE_QS_SE_KH__Web.pdf, abgerufen am 20.03.2015.

DIN-NORMENAUSSCHUSS BAUWESEN, NABAU (2003): *DIN 13080 Gliederung des Krankenhauses in Funktionsbereiche und Funktionsstellen*. http://www.nabau.din.de/cmd?artid=62692103&bcrumblevel=1&contextid=nabau&subcommitteeid=194088269&level=tpl-art-detailansicht&committeeid=54738847&languageid=de, abgerufen am 20.03.2015.

VON EIFF, W. (2012): *Speisenversorgung im Krankenhaus: Marketing- und Kosteneffekte durch Prozess- und Qualitätsmanagement*. Ernährungs Umschau **2**: 1-12. http://www.md-institute.com/cms/ressorts/gesundheitsoekonomie/Speisenversorgung-im-Krankenhaus-Marketing-und-Kosteneffekte-durch-Prozess-und-Qualitaetsmanagement.pdf, abgerufen am 20.03.2015.

VON EIFF, W.; GROTH, A. (2013): *Marktdynamik und Marktstruktur der Speisenversorgung in der Sozialverpflegung*. In: VON EIFF, W. (2013): *Speisenmanagement in der Sozialverpflegung. Qualitäts-, Wirtschaftlichkeits- und Marketingaspekte der Verpflegung in Krankenhäusern, Reha-Kliniken und Pflegeheimen*. Holzmann Medien, Bad Wörishofen. S. 15-18. https://download.e-bookshelf.de/download/0000/8302/84/L-G-0000830284-0002836594.pdf

KREUTZ, J. (2012): *Verpflegungssysteme in der Gemeinschaftsverpflegung – eine Übersicht*. Diät & Information **4**: 10-14. http://www.vdd.de/fileadmin/downloads/D_I/Fokus_D_I_2011_12/Fokus_DundI_4_2012.pdf, abgerufen am 19.03.2015.

RICHTER, J.; PFEIFFER, P. (2011): *Servicegesellschaften: Fluch oder Segen?* Curacon 4: 1-7.
http://www.curacon.de/fileadmin/user_upload/pdf/themen_und_trends/themen/0411_Servicegesellschaften.pdf, abgerufen am 28.03.2015.

WILDEBRAND, Y. (2010): *Fallaufgabe „Facility Management ".* P-FACIMO1. Studienheft der APOLLON Hochschule der Gesundheitswirtschaft, Bremen.

BEI GRIN MACHT SICH IHR WISSEN BEZAHLT

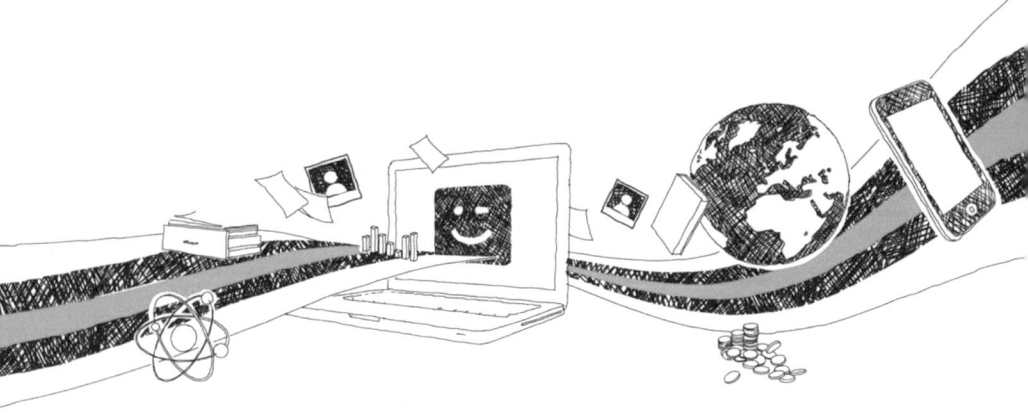

- Wir veröffentlichen Ihre Hausarbeit, Bachelor- und Masterarbeit

- Ihr eigenes eBook und Buch - weltweit in allen wichtigen Shops

- Verdienen Sie an jedem Verkauf

Jetzt bei www.GRIN.com hochladen und kostenlos publizieren

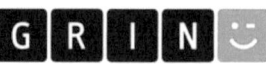